ROYAT

Le Nauheim Français

❀ ❀

Indications et Contre-indications

PAR LE

Docteur Georges PERRIN

DE CLERMONT-FERRAND

MÉDECIN CONSULTANT A ROYAT

CLERMONT-FERRAND

IMPRIMERIE MODERNE, A. DUMONT, DIRECT[r], 15, RUE DU PORT

—

1911

ROYAT

Le Nauheim Français

Indications et Contre-indications

PAR LE

Docteur Georges PERRIN

DE CLERMONT-FERRAND

MÉDECIN CONSULTANT A ROYAT

CLERMONT-FERRAND

IMPRIMERIE MODERNE, A. DUMONT, DIRECT^r, 15, RUE DU PORT

1911

TRAVAUX PRÉCÉDEMMENT PARUS :

1909. — **Les bains carbo-gazeux de Royat dans les Cardiopathies** (Thèse, Lyon).

1910. — **Royat et les hypertendus.**

Avant-Propos

Royat, la vieille station classique des *Arthritiques*, est devenue la station moderne des CARDIO-VASCULAIRES, depuis l'emploi de ses *bains carbo-gazeux*, à eau courante, naturels, à température allant de 27° à 34°, à richesse en gaz carbonique variant de 400 à 1.200 et 1.700 centigrammes par litre.

SEUL, en France, il possède *tous* les éléments qui ont fait le succès de *Nauheim* en Allemagne, station mondiale du Cœur. Dans l'un comme dans l'autre, ce sont les mêmes eaux, les mêmes principes salins, la même effervescence carbo-gazeuse, la même graduation thermale.

Depuis 5 ans seulement, Royat utilise ces bains chez les cardiaques, et les résultats merveilleux que l'on obtient chez ces malades, ont soulevé l'enthousiasme du corps médical, comme le prouvent les attestations suivantes :

Les Professeurs LANDOUZY, GRASSET ; *mes anciens maîtres, les professeurs* TEISSIER, PIC, ROQUE, *de Lyon, citent Royat comme la* STATION OPTIMA POUR LE TRAITEMENT DES AFFECTIONS CARDIO-VASCULAIRES. *Le regretté Professeur* HUCHARD, *parlait souvent de* « L'EFFICACITÉ SANS RIVALE » *des bains carbo-gazeux de Royat.*

Le Professeur ALBERT ROBIN *n'hésitait pas à écrire il y a quelques mois:* « J'AI L'ABSOLUE CONVICTION QUE ROYAT EST UN NAUHEIM SUPÉRIEUR. *Aussi, n'ai-je jamais hésité à proclamer très haut le mérite de ces eaux. J'y envoie tous mes cardiopathes, mes anémiques, mes chlorotiques, et la*

*plupart de mes nerveux, sachant qu'ils retireront
le plus grand bien de leur saison »…..*

Quels sont donc les cardio-vasculaires justiciables de la cure carbo-gazeuse ? C'est la question qui m'est souvent posée et à laquelle je vais tacher de répondre le plus clairement.

Après un rapide exposé des actions physiologiques et thérapeutiques des bains carbo-gazeux sur les divers appareils, je classerai les cardiovasculaires catégorie par catégorie, et pour chacune j'énumérerai toutes les indications et contre-indications.

Ensuite, je passerai également en revue les manifestations arthritiques que l'on a de tout temps traitées avec succès à Royat, *les affections des voies respiratoires*, le *Diabète*, la *Goutte*, le *Rhumatisme*.

Je terminerai par quelques considérations sur le climat, la vie, les distractions de la station.

Je tiens auparavant à fixer l'attention des praticiens sur deux points importants :

1° *Bourbon-Lancy peut-il traiter les complications cardiaques du rhumatisme en tant que station de cardiaques*. Sans hésiter, je réponds NON. Le traitement de Bourbon, soit les bains à 35°, soit les douches sous-marines à 37°, agit *directement* ET UNIQUEMENT sur les arthropathies rhumastismales. Cette action favorable retentit SECONDAIREMENT ET INDIRECTEMENT sur le cœur du rhumatisant. Il en est tout autrement à Royat. Les bains et les douches ont absolument la même action bienfaisante et DIRECTE sur les arthropathies ; mais les bains carbo-gazeux agissent eux aussi DIRECTEMENT sur le fonctionnement du cœur (et des vaisseaux). *Bourbon reste donc la station uniquement des rhumatisants ; et Royat la station des rhumatisants et des rhumatisants cardiaques ;*

2° De même si Royat, par ses douches minérales, ses aspirations, ses pulvérisations, donne dans les affections respiratoires des résultats aussi bons que le Mont-Dore, il a sur lui deux gros avantages : *son altitude moins élevée, 450 mètres, qui ne risque pas de provoquer ou d'aggraver la dilatation du cœur,* et ses *bains* qui agissent sur le cœur quand *il vient à céder devant la gêne circulatoire dans les poumons.*

Actions physiologiques et thérapeutiques de la cure carbo-gazeuze

Appareil circulatoire

Les bains carbo-gazeux sont avant tout *régulateurs de la circulation.* Ils *ralentissent* le pouls quand il est accéléré. Atténuent ou font disparaître *l'arythmie. Réduisent* le volume *du cœur dilaté,* ainsi que la *matité hépatique* et la *sensibilité du foie.* Ils *modifient* très heureusement la pression artérielle. Certains bains *chauds et peu gazeux,* produisent une *forte dilatation* cutanée qui *abaisse la pression.* D'autres bains *plus frais et beaucoup plus riches en gaz* ont une action *toni-cardiaque* très marquée qui *élève la pression.* De là la nécessité absolue pour les hypertendus ou les hypotendus de ne pas prendre sans conseil tel ou tel bain. Ils font disparaître les *œdèmes,* l'*albuminurie de stase sanguine ;* la *dyspnée* des valvulaires ; l'*insomnie* des insuffisants aortiques ; les *palpitations,* les *troubles dyspeptiques* des mitraux ; les *ménorrhagies* et autres *troubles menstruels.*

Appareil rénal

Les bains augmentent la *diurèse totale*, ainsi que *l'élimination de l'urée et de l'acide urique*. En augmentant la perméabilité rénale et favorisant ainsi l'élimination des toxines, ils sont nettement indiqués dans un certain nombre d'auto-intoxications : *l'artério-sclérose* avec l'athérome qui lui est si souvent associé ; la *goutte*, le *diabète*.

Autres Appareils

Les bains augmentent l'*appétit*, la sécrétion du *suc gastrique*, et facilitent les digestions. Ils augmentent la *fréquence de la respiration*, la *capacité respiratoire*, l'*hémoglobine*, ainsi que la *valeur globulaire* ; produisent une *leucocytose* intense qui tend à doubler le nombre des globules blancs avec tendance à modifier l'équilibre au profit des mononucléaires.

Ils sont enfin un *tonique du système nerveux*, tant moteur que sensitif.

Comme l'écrit la Société Médicale de Royat (Royat Indic. Thérap.) : « la cure carbo-gazeuse tonifie et assouplit le système cardio-vasculaire, régularise et active la circulation. Et d'un même élan, tout se ranime. La respiration amplifiée absorbe une quantité d'oxygène plus grande ; le sang se vivifie en fixant ce surcroit d'oxygène qu'il charrie à travers les tissus. Dans la profondeur de ces tissus où court une onde sanguine plus égale, plus pleine et plus riche, la nutrition s'accélère et se parfait. L'organisme tout entier absorbe, brûle, assimile et élimine, avec une activité nouvelle, et toutes ces opérations ensemble sont plus rapides, plus concordantes, plus achevées. »

1. — Les Cardio-Vasculaires

Je passerai successivement en revue :

1° *Les hypertendus ;*
2° *Les insuffisants ;*
3° Les malades présentant des troubles fonctionnels du cœur sans lésion : les *Faux-cardiaques ;*
4° Les troubles circulatoires *utérins et veineux.*

§ I. — Les Hypertendus

Je ne m'occuperai que des états chroniques d'hypertension ; les états aigus restant en dehors de l'action thérapeutique des bains carbo-gazeux.

On devra envoyer à Royat :

1° Les hypertendus fonctionnels sans altérations vasculaires ou rénales évidentes : ce sont les *prescléreux de Huchard*, les *oscillants de Vaquez ;*

2° Les hypertendues de la *Ménopause ;*

3° Les hypertendus de la *Ménopause masculine ;*

4° Les hypertendus atteints *d'aortites chroniques* rhumatismales, athéromateuses, syphilitiques, tabagiques, de date relativement récente sans arterio-sclérose généralisée ;

5° Les hypertendus avec *lésions valvulaires ;*

6° Les hypertendus *angineux* dont les crises sont dues à l'effort du cœur, mais qui ne possèdent pas de coronarite. Les meilleures indications sont constituées par les angines par insuffisance cardiaque et les angines vaso-motrices de Von Basch et Nothnagel ;

7° Les *hypertendus artério-scléreux* au début d'une artério-sclérose localisée ou généralisée ;

8° Les hypertendus atteints de *myocardite interstitielle scléreuse* à son début ;

9° Les hypertendus de *l'artère pulmonaire*, même quand ces malades bronchitiques ou emphysémateux voient survenir des troubles d'insuffisance : œdèmes, hypertrophie du foie.

Les *contre indications* sont pour les hypertendus :

1° L'ortite de vieille date avec artério-sclérose généralisée ;

2° La néphro-sclérose ;

3° L'imminence d'accès de goutte ;

4° L'angine de poitrine avec lésions athéromateuses ou de rétrécissement des coronaires ;

5° Les crises d'asthme cardiaque ou d'œdème pulmonaire aigu ;

6° L'artério-sclérose généralisée ;

7° L'hypotension succédant rapidement à l'hypertension, cas où l'on doit redouter un affaiblissement brusque de l'action cardiaque ;

8° La dégénérescence trop avancée du myocarde.

§ 2. — Les Insuffisants

Sont justiciables de Royat :

1° Les *scléreux* hypotendus ;

2° Les *emphysémateux* et *bronchitiques* avec dilatation du cœur droit ;

3° Les *dilatés du cœur gauche*, consécutivement à l'hypertension ;

4° Les malades (généralement des femmes), atteints de *rétrécissement mitral*, remontant à la première enfance, que les troubles apparaissent à la puberté, à l'âge adulte ou à l'approche de la ménopause ;

5° Les malades atteints d'*insuffisance mitrale* qu'il faut diviser en 3 catégories ;

a) Les *convalescents de cardiopathies*, c'est-à-dire les malades ayant ressenti au cours d'une fièvre éruptive ou infectieuse des troubles du côté du cœur.

b) Les valvulaires dans la *phase dite troublée* quand apparaissent les premiers signes de l'insuffisance.

c) Les malades entrés dans la phase d'*hyposystolie mitrale* avec dilatation du cœur droit, gros foie, arythmie.

6° Les malades atteints de *rétrécissement* et *insuffisance mitrale ;*

7° Les *Insuffisants aortiques ;*

8° Les *Obèses* et les *Basedowiens* avec troubles d'insuffisance.

Les *contre indications* sont pour les insuffisants:

1° La période inflammatoire du début avec fièvre du sujet qu'elle tienne à une myocardite, à une endocardite, à une péricardite ;

2° Une lésion grave de dégénérescence cardiaque avancée avec grande asystolie, arythmie grave, tachycardie extrême avec pouls filiforme ;

3° Le rétrécissement mitral très serré avec accidents pulmonaires, dilatation du cœur droit ;

4° La néphrite véritable ;

5° Les altérations hépatiques : cirrhose cardiaque et ascite ;

6° Les épanchements pleuraux, l'œdème du poumon et des bases ;

7° La symphise totale du péricarde ;

8° L'artério-sclérose généralisée ;

9° Toute recrudescence d'arthropathies, tout épisode infectieux.

§ 3. — Les Faux cardiaques

Royat est nettement indiqué chez les sujets suivants :

1º Les malades aux troubles de la *ménopause* masculine ou féminine ;

2º Les *névrosés neurasthéniques* (surtout les neurasthénies légères ou moyennes), qu'il faut diviser en 4 catégories :

a) Les *neurasthéniques cardiopathes purs* parmi lesquels je signalerai surtout :

Les jeunes gens atteints de *pseudo hypertrophie de croissance ;*

Les anémiques, les jeunes filles et jeunes femmes chloro-anémiques ; les jeunes garçons chlorotiques ; les femmes à chlorose tardive ; les coloniaux et convalescents ; les goutteux et rhumatisants affaiblis et anémiés par leurs attaques.

Les *contre indications* sont pour les anémiques :

1º Les formes extrêmes et fébriles de chlorose ;

2º Les formes avec complications : phlegmasia, dyspepsie, hyperchlorhydrique ;

3º L'anémie pernicieuse, la leucémie, la lymphadénie.

b) Les *neurasthéniques insuffisants ;*

c) Les *neurasthéniques hypertendus ;*

d) Les *neurasthéniques artério-scléreux.*

3º Les faux cardiaques *tabagiques ;*

4º Les faux cardiaques *dyspeptiques.*

Ces malades au point de vue de leurs troubles fonctionnels cardiaques, sont *tous* tributaires de la cure carbo-gazeuse, mais au point de vue de leurs troubles dyspeptiques, *seule* la dyspepsie *hypochlorhydrique* est traitable à Royat, soit :

1º La *dyspepsie par atonie gastrique*, qu'elle soit

hypochlorydrique ou non (dyspepsie nervo-motrice de Mathieu) ;

2° La *dyspepsie hypochlorhydrique* avec *fermentation* (dyspepsie flatulente).

§ 4. — Troubles circulatoires, utérins et veineux

Participent aux heureux résultats de la cure carbo-gazeuse :

1° La *congestion utérine ;*

2° L'*engorgement périphérique* de l'utérus consécutif à une altération plus ou moins longue de cet organe ;

3° Les *pertes blanches*, qu'elles soient dues à un état congestif de l'utérus ou à la constitution molle ou lymphatique du sujet ;

4° Les *varices ;*

5° La convalescence des *phlébites.*

II. — Les affections des voies respiratoires

La cure de Royat donnera les meilleurs résultats dans les troubles respiratoires suivants des arthritiques :

1° Les *coryzas, angines pharyngites, laryngites* à l'état aigu ou chronique ;

2° La *susceptibilité bronchique* (tendance aux rhumes) ;

3° Les *suites de bronchite aiguë ;*

4° La *bronchite chronique* — les complications cardiaques de la bronchite chronique seront une nouvelle indication pour Royat, à moins que l'on se trouve en présence de crise ou de menace d'asystolie ;

5° Les *complications pulmonaires des cardia-*

ques et artério-sléreuse (bronchite, congestion pulmonaire), à moins de crise d'asystolie ;

6° L'*asthme ;*

7° La *congestion pulmonaire ;* qu'il s'agisse :

a) D'une simple exagération de la congestion de la muqueuse bronchique que l'on observe au début de toute bronchite ;

b) De la forme *dyspnéique simple* ou *rémittente* dont les accès reviennent chaque nuit pendant quelques jours ;

c) De la forme *hémoptoïque* avec hémoptysie abondante simulant la tuberculose.

III. — Le Diabète

Il ne faut adresser à Royat que les malades atteints de diabètes *constitutionnels* (diabète chronique, gras, goutteux).

Parmi eux, il faut encore choisir :

1° Les diabètes avec *azoturie normale ;*

2° Les diabètes avec *hyperazoturie de dénutrition* (excrétion d'urée de 24 heures, supérieure à la normale, mais quantité d'urée excrétée la *nuit,* égale ou supérieure à celle excrétée le jour.

La quantité de sucre éliminée importe peu.

Sont *formellement contre indiqués :*

1° Les diabètes *non constitutionnels* (diabète aigu, nerveux, maigre, pancréatique) ;

2° Le diabète avec *hypoazoturie ;*

3° Le diabète avec *hyperazoturie d'hypernutrition* (urée de *nuit inférieure* à celle du jour).

IV. — La Goutte

La plupart des goutteux sont tributaires de Royat ; ceux qui obtiendront les meilleurs résultats, sont :

1" Les *petits goutteux* n'ayant jamais eu d'accès articulaires, mais se plaignant : soit de *névralgies, myalgies*, soit de *décharges d'acide urique*, soit de lithiase *urique ou oxalique* avec quantité d'urée émise en 24 heures, faiblement normale ou inférieure à la normale ;

2° Les *goutteux articulaires* à attaques molles traînantes ; goutteux anémiés, affaiblis, névropathiques, âgés, sans lésions articulaires avancées ou invétérées ;

3° Les goutteux avec *complications viscérales* (bronchite, dyspepsie, diabète) ou *cutanées*.

Ne jamais envoyer les goutteux en *pleine crise* ou *imminence d'accès*.

V. — Le Rhumatisme

Les eaux de Royat, alcalines, lithinées, arsenicales, administrées aux rhumatisants, une fois *la crise passée*, modifient très heureusement l'état *d'anémie* dans lequel se trouvent toujours ces malades après leur attaque. Elles permettent aussi de prévenir et le *retour* et *l'aggravation* des *accidents* rhumatismaux et des *complications viscérales* du rhumatisme.

QUELQUES RENSEIGNEMENTS
utiles aux médecins et aux malades

La valeur thérapeutique d'une cure hydro-minérale ne dépend pas seulement de la valeur propre des eaux, mais aussi du climat. Peu de stations peuvent rivaliser avec Royat sous ce rapport. Placé au fond d'une vallée bien abritée, la station jouit d'une constance très grande de température. L'air y est pur et sec, on n'y observe pas ces brouillards si communs dans les pays de montagne. La déclivité et la perméabilité du sol, permettent un rapide écoulement des eaux de pluie qui entraînent ainsi les poussières et les impuretés. Le prompt assèchement du sol empêche toute humidité, ce qui est favorable aux goutteux et rhumatisants.

La fraîcheur des matinées et des soirées, loin d'offrir un inconvénient, apporte au contraire aux malades la sédation et le repos qu'il est difficile de trouver dans les stations de plaine pendant les fortes journées de chaleur.

L'homme moderne veut se soigner en se distrayant, en admirant la beauté des sites, sans connaître la monotonie et le désagrément du manque d'hygiène et de confort.

Royat réalise amplement ce désir. Dans une situation admirable, s'élèvent, à côté d'hôtels modestes, des hôtels splendides, renfermant tout le luxe et le confort moderne et permettant l'accès de la station *aux plus favorisés de la fortune comme aux bourses les plus modestes.* J'insiste particulièrement sur ce point et m'oppose énergiquement contre la réputation de cherté excessive qu'on a fait à Royat.

Les promenades autour de la station sont nombreuses et jolies. Royat est, de plus, un centre de tourisme qui permet de rayonner dans toute l'Auvergne, si pittoresque avec ses dômes, ses lacs, ses vieux châteaux et ses villes d'eaux.

Je signalerai enfin les deux admirables parcs de la station, les représentations au Théâtre, les concerts et les fêtes, qui se poursuivent toute la saison et font de Royat l'une des plus mondaines et agréables villes d'eaux.

Clermont, le 23 janvier 1911.

Dr PÉRRIN.

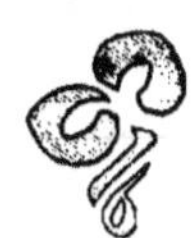